AF469968

CONFÉRENCES

DE

l'Association Professionnelle des Externes et Anciens Externes

DES HOPITAUX DE PARIS

INTERNAT

M. Léon MICHAUX, *Interne des Hôpitaux :*
SIGNES ET DIAGNOSTICS
DE L'ENDOCARDITE RHUMATISMALE

M. BOUILLIÉ, *Interne des Hôpitaux :*
SIGNES, DIAGNOSTIC ET TRAITEMENT DES
FRACTURES DE L'EXTRÉMITÉ INFÉRIEURE
DE L'HUMÉRUS

M. Jean MORNET, *Interne des Hôpitaux :*
CHANCRES SYPHILITIQUES (S. ET D.)

M. Robert CAHEN, *Interne des Hôpitaux :*
DIAGNOSTIC DES CAVERNES PULMONAIRES
TUBERCULEUSES

M. Jacques MAGDELAINE, *Interne des Hôpitaux :*
TUBERCULOSE DU LARYNX
CANCER DU LARYNX

FASCICULE X

EDITIONS DE LA
SCIENCE MÉDICALE PRATIQUE
14, Rue Rougemont, PARIS

1927

En vente chez AMÉDÉE LEGRAND, 93, Boulevard Saint-Germain, PARIS

Prix : 5 Francs

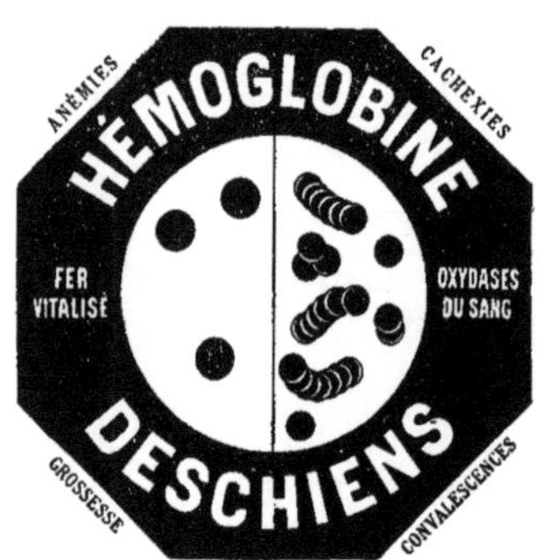

Opothérapie Hématique *Totale*

Sirop de DESCHIENS
à l'Hémoglobine vivante

Renferme intactes les Substances Minimales du Sang total

MÉDICATION RATIONNELLE DES
Syndromes Anémiques et des **Déchéances Organiques**

Une cuillerée à potage à chaque repas. — Doubler dans les cas graves.

DESCHIENS, Docteur en Pharmacie, 9, Rue Paul-Baudry, PARIS (8e).

Questions d'Internat

FASCICULE I

May. — Hémorragies Méningées.
Lantuéjoul. — Rupture de l'Utérus.
Petit-Dutaillis. — Anévrisme Artério-Veineux.
De Gaudart d'Allaines. — Pyélonéphrites.
Bocage. — Formes cliniques de la Pneumonie.

FASCICULE II

M. Leroux. — Les Opérations Césariennes.
De Gennes. — Formes cliniques de l'Urémie.
Boppe. — Cancer du Rein.
Leblanc. — Hématémèses.
Tournex. — Les Plaies pénétrantes de l'Abdomen.

FASCICULE III

Martin. — Tumeurs bénignes du Sein.
Schulman. — Signes et Diagnostic de la Gangrène pulmonaire.
Lantuéjoul. — Mort apparente du Nouveau-Né.
Boulin. — Leucémies myéloïdes.
De Gaudart d'Allaines. — Ruptures traumatiques de l'Urètre.

FASCICULE IV

De Gaudart d'Allaines. — Fistules pleurales.
Bonnecaze. — Tuberculose annexielle.
Lévesque. — Formes chimiques des Péricardites aiguës.
Machavoine. — Orchi-Épididymyte Tuberculeuse.
Broca. — Signes et diagnostic des Paralysies diphtériques.

FASCICULE V

Hamburger. — Complications pleuro-pulmonaires de la Grippe.
Leibovici. — Plaies du Cœur.
Boulin. — Signes et diagnostic du Paludisme.
Larget. — Fractures de Côtes.
Lepaumier. — Complication des Kystes de l'Ovaire.

FASCICULE VI

Justin-Besançon. — Notes de Physiologie pour l'Internat.
Bocage. — Hémorragie cérébrale.
Jousseaume. — Signes, diagnostic et traitement des Mastoïdites aiguës.
Lamy. — Formes cliniques des Méningites tuberculeuses.
Raymond Bernard. — Coxalgie.

FASCICULE VII

MOUNIER. — Epanchements sanguins traumatiques intracraniens.

CAHEN. — S. D. T. Ostéomyélite aiguë.

AMELINE. — Cancer du Corps de l'Utérus.

OLLIVIER. — Cirrhoses alcooliques. — Symptôme et Diagnostic.

LAMY. — Diagnostic des Purpuras.

FASCICULE VIII

MÉNÉGAUX. — Cancer des Colons (Signes, Diagnostic et Traitement).

LESPÉRÈS. — Formes cliniques de la Spirochétose ictérohémorragique.

LEGRAND. — La Conception physiologique des Syndrômes dits Hypophysaires.

JUSTIN-BESANÇON. — Signes et Diagnostic des Cancers pleuro-pulmonaires.

WELTI. — Cholécystites Calculeuses.

FASCICULE IX

SÉGUY. — Vomissements incoercibles.

BAIZE. — Syphilis hépatique.

J. MARIE. — Symptômes et Diagnostic du Myxœdème.

PIERROT. — Formes cliniques des Méningites syphilitiques.

CAHEN. — Diagnostic des Hémoptysies tuberculeuses.

FASCICULE X

LÉON MICHAUX. — Signes et Diagnostics de l'Endocardite rhumatismale.

BOUILLIÉ. — Singes, diagnostic et traitement des fractures de l'extrémité inférieure de l'Humérus.

JEAN MORNET. — Chancres syphilitiques (S. et D.).

ROBERT CAHEN. — Diagnostic des cavernes pulmonaires tuberculeuses.

JACQUES MAGDELEINE. — Tuberculose du Larynx. — Cancer du Larynx.

I

Signes et Diagnostic de l'Endocardite rhumatismale

par Léon MICHAUX, *Interne des Hôpitaux de Paris.*

DÉFINITION.

En présence de toute cardiopathie valvulaire, il est de règle de rechercher avant tout autre un antécédent rhumatismal. C'est dire que le rhumatisme articulaire aigu conditionne le plus grand nombre des endocardites aiguës simples. Celles-ci se caractérisent par :

- – leur grande insidiosité,
- leur absence de gravité immédiate.
- — la fréquence de séquelles valvulaires chroniques qui en font le danger.

Leur diagnostic, très difficile au début, est particulièrement important : car un traitement salicylé énergique et précoce peut les faire rétrocéder.

Exceptionnellement, l'endocardite rhumatismale prend la forme maligne ulcéro-végétante.

SIGNES. Type : **ENDOCARDITE AIGUË SIMPLE RHUMATISMALE.**

CIRCONSTANCES D'APPARITION.

Peut compliquer la première crise de rhumatisme ou survenir au cours d'une récidive.

On sait que les deux **Lois de Bouillaud** établissent une relation entre la fréquence des complications cardiaques et l'intensité de la fluxion articulaire.

Il est indiscutable que l'atteinte cardiaque est la règle dans le rhumatisme fébrile, généralisé et intense ; mais le rhumatisme torpide, apyrétique, peut parfaitement se compliquer de détermination cardiaque : tel, **le torticolis rhumatismal de l'enfant,** réalisant l'antécédent unique et souvent inaperçu de nombreuses affections valvulaires.

Un autre facteur intervient dans la genèse de l'endocardite rhumatismale : **c'est l'insuffisance ou le retard du traitement salicylé.**

MOMENT D'APPARITION.

a) Dans la majorité des cas, après les arthropathies : à la fin du premier septenaire, avant le 10ᵉ jour de la maladie.

b) Parfois en même temps que l'atteinte articulaire.

c) Rarement avant celle-ci : les arthralgies viennent alors signer un diagnostic étiologique hésitant.

d) Tout à fait exceptionnellement, l'endocardite est la seule manifestation du rhumatisme, qui ne s'accompagne pas d'arthropathies.

DÉBUT.

a) En principe aucun autre signe **qu'une modification des bruits du cœur** — seule l'auscultation systématique et quotidienne du cœur attire l'attention.

b) Rarement, **quelques troubles fonctionnels :** palpitations, précordialgies, dyspnée.

c) Un peu plus souvent, **des signes généraux :** pâleur, réascension thermique que n'explique aucune localisation articulaire nouvelle.

On ne tablera jamais en pratique sur les signes généraux ou fonctionnels pour faire le diagnostic : l'endocardite ne sera connue que si elle est guettée chaque jour par l'auscultation attentive du cœur.

ÉTAT.

S. F. — Habituellement nuls.

Parfois : palpitations, douleurs précordiales ou épigastriques, dyspnée.

S. G. — Fièvre : 38°, 38°5, pâleur, céphalée.

S. PH. — Seuls importants :

1° **CŒUR.** — L'inspection et la palpation peuvent révéler l'accélération des battements du cœur.

La percussion ne montre aucune modification, à moins de myocardite surajoutée (dilatation du cœur).

AUSCULTATION. — Moyen d'investigation essentiel. Montre :

a) MODIFICATION DES BRUITS NORMAUX.

Premier stade : **assourdissement des bruits**.

- d'abord du 1er bruit seulement,

- puis du 2e bruit qui s'éteint à son tour.

Deuxième stade : **bruits durs et éteints** comparés classiquement au tambour voilé de crêpe.

Là peut se borner le processus sous l'influence d'un traitement salicylé énergique. Mais souvent celui-ci reste inefficace, et les bruits se modifient encore :

Troisième stade : **bruits durs et claqués, parcheminés**.

Ces trois stades peuvent évoluer en un délai variable : 1-6 semaines.

b) SOUFFLES PRÉCOCES. — Des souffles peuvent apparaître de façon précoce : ils posent de délicats problèmes d'interprétation.

Pour Potain, hormis le cas de souffle organique provenant d'une lésion valvulaire antérieure à l'endocardite actuelle, tout souffle survenant avant le 30ᵉ ou le 40ᵉ jour du rhumatisme est inorganique. Il peut être :

— Extra-cardiaque (cardio-pulmonaire).

— Anémique

— Fonctionnel (insuffisance mitrale fonctionnelle surtout). Dans ce dernier cas, il indique une atteinte concomitante du myocarde et doit faire réserver le pronostic.

Pour le professeur Vaquez, le caractère précoce d'un souffle n'élimine pas fatalement son origine organique. Il y a des souffles organiques très précoces.

2º POULS ET TENSION ARTÉRIELLE. — D'observation importante. Normalement, le pouls, parfois un peu accéléré, est bien frappé. Son irrégularité, sa défaillance, la chute de la tension artérielle, indiquent qu'une myocardite se surajoute à l'endocardite.

ÉVOLUTION.

a) GUÉRISON. — Sous l'influence du traitement (salicylate de soude, glace sur la région de précordiale), les bruits reprennent leur intensité et leur timbre normaux.

Les souffles précoces, s'il en existait, disparaissent.

b) CONSTITUTION D'UNE LÉSION ORIFICIELLE CHRONIQUE.

- S'il y avait des souffles précoces, ils persistent.

S'il n'en existait pas, les bruits demeurent quelques jours parcheminés, durs et claqués. Puis l'un d'eux devient un souffle en quelques semaines. — Il traduit :

une lésion mitrale : insuffisance mitrale ou maladie mitrale,

- *une lésion aortique* : maladie de Corrigan, rarement une lésion pulmonaire ou tricuspidienne.

Parfois tous les orifices sont lésés.

COMPLICATIONS.

Pancardite (endo-myo-péricardite) réalisant le « grand cœur rhumatismal de Durozier ».

Tuberculose cardiaque : suivie d'embolie ; rare.

Pleurésie rhumatismale.

ÉVOLUTION ULTÉRIEURE DES SÉQUELLES ORIFICIELLES CHRONIQUES.

Le rhumatisant qui a fait une endocardite suivie de lésion orificielle reste un cardiaque. Quel est son avenir ? Trois éventualités le menacent :

L'insuffisance cardiaque — la récidive d'endocardite rhumatismale sur l'ancienne lésion — l'infection ?

1º L'INSUFFISANCE CARDIAQUE. — Celle-ci fait suite à une phase de compensation, dont la durée est fonction de divers facteurs qui sont autant d'éléments pour le pronostic.

a) La lésion orificielle : — le nombre des orifices touchés par l'endocardite
— le degré des lésions,
— le siège des lésions,
classiquement, l'aortique ne sera atteint d'asystolie que tardivement, mais de façon d'emblée irréductible ; le mitral entrera rapidement en hyperasystolie, puis en asystolie, mais celle-ci sera longtemps réductible.

b) L'état du myocarde. — Facteur de premier ordre dans le pronostic. Si celui-ci a été lésé en même temps que l'endocarde par le rhumatisme, l'asystolie est précoce.

S'il est intact, la lésion est longtemps compensée.

c) Le malade : âge — l'enfant fait plus aisément de l'hypertrophie compensatrice du cœur ; sexe — la gravidité est souvent l'occasion de l'asystolie. Etat social : impose au malade des professions plus ou moins pénibles.

2° LA RÉCIDIVE D'ENDOCARDITE RHUMATISMALE.

A plus ou moins longue échéance, l'endocardite rhumatismale peut récidiver. Cette récidive, liée ou non à une poussée articulaire, peut revêtir des aspects variables :

a) Tantôt, la fièvre s'allume, quelques troubles fonctionnels surviennent et l'auscultation montre un assourdissement des bruits et une disparition du souffle antérieur. On pense parfois à une endocardite maligne venant se greffer sur la lésion cardiaque. En l'absence d'un traitement antirhumatismal, on assiste à une aggravation, à un **véritable remaniement des lésions.**

b) Tantôt, on est en présence d'un tableau *d'asystolie fébrile* : celle-ci cède plus aisément au salicylate qu'à la thérapeutique tonicardiaque.

3° L'INFECTION. — Sur le fond chronique d'une lésion valvulaire peuvent se développer des infections de gravité variable.

— *L'endocardite subaiguë des cardiaques* (Vaquez) qui conditionne des embolies.

— *L'endocardite maligne* à forme aiguë ou prolongée d'Asler. de pronostic absolument fatal.

FORMES CLINIQUES.

a) SELON L'AGE.

Endocardite de l'enfant. — Passe souvent inaperçue par suite de l'absence de signes articulaires nets.

Endocardite du nourrisson. — Très fruste.

Endocardite générale. — Cette hypothèse a été invoquée dans la pathogénie du rétrécissement mitral pur.

b) SELON LES SIGNES.

Endocardite pariétale, se manifeste seulement par un assourdissement des bruits. Ne laisse après elle aucune séquelle valvulaire.

Endocardite maligne. — Extrêmement rare au cours du rhumatisme articulaire aigu. Peut affecter la forme typhoïde ou pyohémique.

DIAGNOSTIC.

La grande erreur n'est pas de confondre l'endocardite rhumatismale avec une autre affection, mais de la méconnaître.

A. — A LA PHASE D'ENDOCARDITE AIGUË.

a) Il y a des signes articulaires.

1º *Est-ce un rhumatisme articulaire aigu ?*
Eliminer les endocardites malignes avec arthralgies ; les pseudo-rhumatismes infectieux (blennorragique surtout) compliqués d'endocardite.

2º *C'est un rhumatisme articulaire aigu ?* (début par angine, fugacité des arthralgies, sueurs, anémie). *Est-il compliqué d'endocardite ?* Eliminer les autres complications cardiaques de la maladie.

Péricardite sèche. — Signes fonctionnels plus nets — névralgie phrénique. — Frottements péricardiques — sans propagation, visqueux, superficiels.

Myocardite. — Assourdissement des bruits. Tachycardie — Arythmie. Chute de la tension artérielle. Le plus souvent, du reste, il s'agira là de diagnostic de coexistence.

b) **Il n'y a pas de signes articulaires nets.**

Le plus souvent, en ce cas, l'endocardite est méconnue. Lorsqu'elle est reconnue, c'est le diagnostic étiologique qui se pose ; éliminer les endocardites secondaires à :

chorée, scarlatine,
rougeole, variole, fièvre typhoïde,
pneumonie, broncho-pneumonies, grippe.
blennorragie, tuberculose.

L'action élective du salicylate de soude sur le rhumatisme articulaire aigu est un argument de valeur.

B. — AU MOMENT DES RÉCIDIVES D'ENDOCARDITE RHUMATISMALE. On peut penser à :
— l'endocardite subaiguë des cardiaques,
— l'endocardite maligne (hémoculture négative).

C. — DIAGNOSTIC ÉTIOLOGIQUE D'UNE LÉSION VALVULE CONSTITUÉE. L'endocardite aiguë rhumatismale est si souvent méconnue, que c'est souvent devant une lésion orificielle que se posera la question de son origine. On recherchera la syphilis, la chorée, etc... Mais on se rappellera que le rhumatisme articulaire aigu résume le plus grand nombre des cas d'endocardite aiguë simple.

II

Signes, Diagnostic et Traitement des Fractures de l'extrémité inférieure de l'Humérus

Par M. BOUILLIÉ,
Interne des Hôpitaux.

Les fractures de l'extrémité inférieure de la palette humérale, sont presque spéciales à l'enfance.

Il y a seulement trois fractures fréquentes de l'extrémité inférieure de l'humérus :

La fracture sus-condylienne transverse.
La fracture du condyle externe.
La fracture de l'Epitrochlée.

CLINIQUE.

I. — **FRACTURE SUS-CONDYLIENNE TRANSVERSE CHEZ L'ENFANT.**

Il s'agit d'un enfant qui se présente dans une attitude commandée par la défense contre la douleur.

le membre malade est fléchi à angle droit.

l'avant-bras soutenu par la main saine,

— l'épaule correspondante est abaissée,

— la tête est penchée du côté traumatisé.

L'enfant se plaint de son coude.

L'impotence fonctionnelle est complète.

Dans la majorité des cas l'interrogatoire apprend qu'il y a eu chute sur la paume de la main.

EXAMEN.

INSPECTION.

a) *De profil.* — On est frappé de la grosse déformation de la jointure.

— Le coude est énorme et forme une saillie en arrière (aspect de luxation en arrière).

— Le bras est tassé et l'avant-bras paraît raccourci.

b) *De face.* — Le coude est un peu élargi.

— On appréciera le cubitus varus ou valgus après avoir mis le membre en extension.

Si l'enfant n'est pas vu immédiatement après l'accident, on note :

— une tuméfaction diffuse ecchymotique qui occupe l'extrémité inférieure du bras et largement l'avant-bras.

On observe souvent une ecchymose linéaire transversale immédiatement au-dessus du pli du coude qui tranche par sa coloration rouge vif sur l'ecchymose violacée.

Avant de palper, il faut s'assurer d'emblée que la lésion traumatique du coude n'a pas engendré de paralysie nerveuse.

PALPATION.

En *avant* on sent une saillie dure, irrégulière, située au-dessus du pli de flexion.

La pression y réveille une douleur exquise.

En *arrière*, au tiers inférieur du bras, le doigt sent une dépression en marche d'escalier.

Il faut rechercher les trois saillies : Olécrane.

Epicondyle.

Epitrochlée.

Faire mettre le coude en extension.

Si ces trois repères sont en ligne droite, il s'agit d'une fracture et non d'une luxation, mais :

a) L'extension complète est souvent impossible, c'est pourquoi l'olécrane doit être plutôt un peu au-dessous de la ligne épitrochléoepicondylienne.

b) Le gonflement de la région est souvent tel, qu'il est impossible de percevoir quoi que ce soit du squelette.

MOBILISATION PASSIVE.

La limitation ne porte guère que sur la flexion arrêtée au voisinage de 90°.

La pronation et la supination sont libres.

Mobilité anormale au-dessus du pli du coude :
— transversale.
- - de haut en bas.
- - Si on refoule en avant l'olécrane la réduction est facile, mais cesse dès qu'on lâche.

Crépitation osseuse le plus souvent nette.

Elle est parfois difficile à obtenir si la fracture est engrenée ; elle peut manquer en raison de l'étendue des déplacements.

Ces manœuvres sont douloureuses, parfois dangereuses et ne doivent pas être répétées.

Mensuration est difficile (gonflement).

Elle montre un raccourcissement de 1 à 2 centimètres de la distance acromio-épicondylienne.

RADIO.

Trait de fracture.

De face. — Transversal, légèrement concave en haut.
— Commence au-dessus de l'épicondyle pour aboutir au-dessus de l'épitrochlée.

Passe en pleine diaphyse à 5 ou 10 m /m au-dessus du cartilage de conjugaison.

De profil. — Oblique en bas et en avant.

(Très rarement obliquité inverse).

Fracture dite par flexion de Kocher.

Déplacement.

Le fragment supérieur se porte en avant.

Le déplacement du fragment inférieur est triple :
— en arrière et en haut,
— latéral, en dehors ou en dedans,
— — bascule de la surface fracturée en avant.

Il y a toujours dans cette fracture de grosses lésions du périoste qui est :
— — rompu en avant,
— décollé en arrière et latéralement.

ÉVOLUTION.

1º SUITES NORMALES.

Lorsque la fracture a été bien réduite, le retour presque intégral des mouvements du coude est la règle.

Lorsque le trait de fracture est très bas situé sa consolidation peut amener un effacement plus ou moins complet des fossettes olécranienne et coracoïdienne, alors même que la réduction est bien faite (Mouchet).

2º SI MAUVAISE RÉDUCTION OU FAUTE DE TRAITE-MENT (massage, mobilisation trop précoce qui déterminent la formation d'ossifications périostiques péri-articulaires),

on observe *des consolidations vicieuses*.

ÉTAT IMMÉDIAT.

La persistance des déplacements latéraux :

a) N'a pas une très grosse importance au point de vue fonctionnel.

b) Par contre, si persistance du déplacement postérieur du fragment inférieur, le bec diaphysaire antérieur forme un *butoir* d'où gêne de la flexion.

L'impotence est d'autant plus marquée que le trait de fracture est plus bas situé.

ÉTAT A LONGUE ÉCHÉANCE.

Il y a une tendance extrêmement marquée à l'atténuation avec le temps, car :

a) le butoir diaphysaire s'use, s'émousse, remonte avec l'accroissement de l'os.

b) le cal primitivement hypertrophié diminue de volume, se résorbe

Sous l'influence de l'utilisation du membre l'amplitude des mouvements augmente et peut devenir presque normale en quelques années.

D'où pronostic éloigné des fractures supra-condyliennes de l'enfant doit être considéré comme bon dans trois quarts des cas (Mouchet).

FORMES CLINIQUES.

1° **Fracture de l'adulte.**

A l'évolution de la fracture de l'enfant on peut opposer celle de la fracture de l'adulte.

S'il y a consolidation vicieuse, il n'y a pas lieu d'espérer que les phénomènes d'adaptation fonctionnelle feront disparaître la gêne des mouvements.

— Obstacles osseux restent ce qu'ils étaient.

— Pas de remaniement du cal.

Il faut savoir évaluer l'incapacité de travail.

a) Si *ankylose incomplète*, elle est basée sur le degré de limitation des mouvements.

b) Si *ankylose complète* :

1° En *bonne position* permet encore un certain degré d'utilisation du membre.

2° En *extension*, infirmité très sérieuse.

2° **Fracture par flexion.**

3° **Fracture sans déplacement.**

COMPLICATIONS

1º PRIMITIVES.

a) Perforation des téguments, rare.

b) Lésions vasculaires, rare.

c) **Paralysies.** — Il faut toujours examiner la mobilité de la main. Surtout *radial* et *médian*. Presque toujours contusion, plus rarement section. Le diagnostic entre ces deux lésions est difficile, car on a un syndrome d'interruption et c'est souvent un diagnostic d'évolution.

2º SECONDAIRES.

a) Pseudarthrose exceptionnelle.

b) Retraction ischémique.

c) **Paralysies.** — Surviennent pendant période de consolidation, le plus souvent constatées lors de l'ablation de l'appareil.

Parfois il s'agit de paralysie primitive méconnue, surtout *médian* et rarement radial ou cubital.

CAUSE.

a) *Soulèvement* (fragment diaphysaire formant chevalet, plus rarement cal vicieux exubérant).

b) *Englobement* par tissu fibreux autour du foyer de fracture, exceptionnellement dans la masse du cal.

II. — **FRACTURE DU CONDYLE EXTERNE.**

TRÈS FRÉQUENTE.

On se trouve en présence d'un enfant qui a fait une chute sur la paume de la main et qui se plaint de son coude. L'impotence fonctionnelle est incomplète.

EXAMEN. Varus léger.

INSPECTION DE FACE. — Élargissement transversal du coude.

Si l'enfant est vu au début, on peut observer une saillie externe en éperon du fragment, mais c'est une **fracture articulaire** et le gonflement est considérable après quelques heures. Vingt-quatre heures après ecchymoses qui se localisent au bord externe du coude.

PALPATION. — *Douleur* vive sur le condyle externe.

— *Mobilité anormale et crépitation*. On peut saisir entre le pouce et l'index un fragment osseux mobile qui donne de la crépitation.

— Mouvements anormaux de latéralité, hyper-adduction exagère le varus.

— *Mobilisation passive*. Mouvements de *pronation*.

De *supination* limités et très douloureux. Flexion le plus souvent limitée à 90°. Extension le plus souvent complète. Il faut rechercher systématiquement la paralysie du radial bien qu'elle soit exceptionnelle.

RADIO.

Trait. Commence sur la diaphyse à 5 ou 10 ^{m}/^{m} au-dessus de l'épicondyle, traverse la partie externe de la cavité olécranienne, aboutit à la gorge de la trochlée.

Donc : *fracture intra-articulaire en bas ; fracture extra-articulaire en haut.*

Déplacement :

1° *En dehors.*

2° *Vertical* le plus souvent en bas.

3° Antéro-post, le plus souvent postérieur.

De plus rotation du fragment sur lui-même, la surface cruentée regarde en haut ou en dehors.

Chez l'*enfant* : sur une radio de profil, la colonne osseuse est entaillée d'arrière en avant par deux ergots clairs qui semblent pénétrer l'os d'arrière en avant.

Ergot inférieur : cartilage de conjugaison.

Ergot supérieur : trait de fracture.

EVOLUTION.

1º SUITES NORMALES. Le pronostic est bon.

En un à deux mois dans les cas heureux les mouvements peuvent revenir intégralement, mais il est fréquent de voir persister sur le côté externe de la palette humérale une saillie plus ou moins accentuée.

De plus c'est une fracture articulaire, il faut toujours craindre :

L'atrophie musculaire ; L'arthrite traumatique.

2º MAUVAISE RÉDUCTION.

1º **Pseudarthrose.** Les cals fibreux solides sont relativement fréquents. La pseudarthrose mobile est rare.

2º **Gêne fonctionnelle.** La pronation et la supination sont rarement atteintes.

Par contre la limitation de la flexion et de l'extension sont fréquentes.

On n'observe pas au même degré que dans les fractures supra-condyliennes les remaniements secondaires du squelette qui améliorent la fonction. « Aussi ces fractures donnent-elles souvent des résultats définitifs moins bons que les supra-condyliennes au début bien plus impressionnantes. » (Broca).

3° **Déviations latérales du coude.**

Soit cubitus varus (si le condyle reste en position basse).

Soit cubitus valgus (si consolide sur bord externe diaphyse).

Ces déviations ne sont visibles que dans l'*extension* complète. C'est pourquoi ces déviations qui sont en réalité dues à une consolidation vicieuse n'apparaissent souvent que tardivement, car le retour à l'extension intégrale est long à se produire.

Pour Rieffel elles seraient d'origine ostéogénique. Les fractures intéressant le cartilage en bas, il en résulte un trouble dans la prolifération des cellules cartilagineuses.

4° **Paralysies tardives du nerf cubital.**

Apparaissent plusieurs années après (3 à 30 ans) *ayant pu faire croire à des maladies nerveuses.*

Elles sont dues :

a) Au cubitus valgus (quelle qu'en soit la cause).

b) Au resserrement de la gouttière épitrochléo olécranienne.

Il faut les opérer sans retard, car elles ne rétrocèdent jamais spontanément.

FORMES CLINIQUES.

— Fracture associée à une luxation de l'avant-bras.
— Fracture associée à une luxation de la tête radiale.
— Décollement du condyle externe.

Elles se traduisent par une douleur externe et de la crépitation fine neigeuse.

De profil : léger déplacement antérieur du noyau condylien.

Radio des deux coudes :

De face : élargissement de la bande claire figurant le cartilage de conjugaison.

III. — **FRACTURE DE L'EPITROCHLÉE.**

Elle résulte soit d'une chute sur la paume de la main, soit d'un choc direct. La douleur est à peu près nulle. L'impotence fonctionnelle minime.

EXAMEN.

Inspection. — Gonflement localisé à la partie interne du coude. Vingt-quatre heures après l'accident on constate une ecchymose, parfois un hématome fluctuant.

Palpation. — Douleur exquise à la pression.

On fera mettre le coude en flexion et l'avant-bras

en pronation et on essaiera de repérer le fragment osseux détaché et on recherchera la crépitation.

Mouvements.

a) *Actifs.* L'extension est très limitée, la supination est très douloureuse.

b) *Passifs.* Conservés. Mouvements anormaux de latéralité en dehors.

RADIO.

Chez l'enfant la radio ne donne de renseignements qu'à partir de 7 ans.

Trait. Détache complètement le noyau osseux épitrochléen, c'est donc un décollement épiphysaire pur.

Déplacement. Il peut s'effectuer dans toutes les directions, le plus souvent en bas et en dedans.

EVOLUTION.

La guérison fonctionnelle est la règle. L'extension et la supination sont parfois assez longues à revenir.

FORME CLINIQUE.

Fracture de l'Epitrochlée compliquée de luxation du coude en arrière.

La luxation masque la fracture. Chez un enfant qui

a une luxation du coude, il faut toujours rechercher la fracture de l'Epitrochlée. Ce qui fait l'intérêt de cette lésion, c'est la possibilité de l'interposition de l'épitrochlée rendant la luxation irréductible.

IV. — **VARIÉTÉS RARES.**

En dehors de ces trois fractures, il existe des variétés rares.
—- Epicondyle.
—- Fracture supra et intercondylienne.
- Fracture du condyle interne.
- Fracture dia-condylienne de Kocher.
- Fracture du condyle articulaire avec le radius.
— Décollement épiphysaire (seulement possible avant 3 ans).

DIAGNOSTIC.

Le diagnostic des fractures de l'extrémité inférieure de l'humérus est souvent délicat, surtout si le blessé n'est pas vu de suite après l'accident.

Dans tous les cas on fera une **radiographie de face et de profil,** mais savoir qu'il y a des difficultés d'interprétation, d'où :

a) *Faire faire les deux coudes.*
b) *Bien connaître les points d'ossification.*

I. **Grosse déformation** : le gros diagnostic c'est la *luxation du coude en arrière*.

Chez l'enfant la fracture est beaucoup plus fréquente.

Palpation.

1° *En avant* : on sent une saillie transversale à contours mousses et polis donnant la sensation des surfaces articulaires humérales.

Cette saillie n'est pas douloureuse et est située nettement *au-dessous* du pli du coude.

2° *En arrière* : la cavité sigmoïde est aisément perceptible, la tête radiale roule superficiellement dans les mouvements de pro et de supination.

L'articulation est le siège de mouvements anormaux de latéralité très étendus qui se passent au-dessous des éminences condyliennes.

Dans l'extension, la ligne épitrochléo-épicondylienne ne passe plus par l'olécrane, mais au dessous.

Mais surtout *trois signes* permettent de faire le diagnostic.

La flexion est impossible.

Il n'y a pas de crépitation.

L'attitude est fixe et la déformation ne se réduit pas facilement comme dans une fracture.

Mais souvent le diagnostic est plus difficile, car on peut se trouver en présence :

— D'une fracture du condyle externe associée à une luxation.

— D'une luxation compliquée de fracture de l'Epitrochlée.

On essaiera de préciser à quelle variété de fracture on a affaire.

Une fracture du condyle externe à grand déplacement avec luxation postéro-externe peut être confondue avec une fracture supra condylienne.

II. **Peu de déformation.** On ne confondra pas une fracture de l'extrémité inférieure de l'humérus avec :

Une fracture de la base de l'olécrane ;

Une fracture de la tête du radius ;

Une fracture isolée de la coronoïde.

Une entorse du coude ;

Une hémarthrose.

Il ne faudra jamais accepter ces diagnostics sans le *contrôle radiographique*.

TRAITEMENT.

I. — **Fracture sus-condylienne.**

Avant de traiter une fracture, surtout chez l'enfant

qui interprète mal ses sensations, il faut rechercher avec soin s'il n'y a pas d'atteinte des troncs nerveux.

Anesthésie générale.

A. — RÉDUCTION IMMÉDIATE, même si gonflement considérable.

1º Pour réduire le déplacement postérieur, il faut étreindre le bras à sa partie inférieure en croisant les doigts en avant en appliquant les deux pouces en arrière sur la saillie du fragment inférieur.

2º Réduire le déplacement latéral.

Faire tirer par un aide d'abord dans l'axe longitudinal du membre, puis dans la flexion progressive jusqu'au delà de l'angle droit.

B. — IMMOBILISATION dans la *flexion à angle aigu du coude* (sauf s'il s'agit d'une fracture dite par flexion exceptionnelle) dans une gouttière plâtrée postérieure ou bien appareil de Broca.

Durée de l'appareillage, quinze à vingt jours.

Chez l'enfant :

Pas de massage ;
Pas de mobilisation trop précoce.
L'ostéo synthèse est rarement indiquée.
Elle ne se fait que si :

1° Fracture ouverte.

2° Complications vasculaires ou nerveuses.

3° Irréductibilité (exceptionnelle).

TRAITEMENT ULTÉRIEUR.

A. — Consolidation vicieuse.

Chez l'enfant. Attendre au moins deux ans avant d'opérer. Bains chauds. Mobilisation active progressive. Il faut reséquer la saillie antérieure de la diaphyse qui constitue l'obstacle à la flexion.

Le temps fait souvent mieux que le chirurgien et à moins de frais (Mouchet).

Chez l'adulte. L'opération sanglante peut être faite avec profit quelques mois après l'accident.

B. — Paralysie secondaire.

Pratiquer *l'examen électrique.*

Si la paralysie a tendance à s'améliorer on doit rester dans l'expectative pendant quelques semaines.

Si la paralysie s'aggrave, intervenir.

II. — **Fracture du condyle externe.**

a) Réduction souvent difficile.

Combiner les tractions sur l'avant-bras et les pressions directes sur le fragment.

b) Immobilisation en flexion à angle droit et en supination.

Si *consolidation vicieuse*, on peut pratiquer l'ablation pure et simple du fragment.

Intervention également si paralysie secondaire tardive du cubital.

III. — **Fracture de l'épitrochlée.**

Il est impossible de faire des manœuvres de réduction précises. Il faut mettre le membre en flexion et faire de la mobilisation passive précoce.

L'intervention sanglante n'est justifiée que lorsque l'épitrochlée interposé entre les surfaces articulaires, rend irréductible une luxation coexistante du coude.

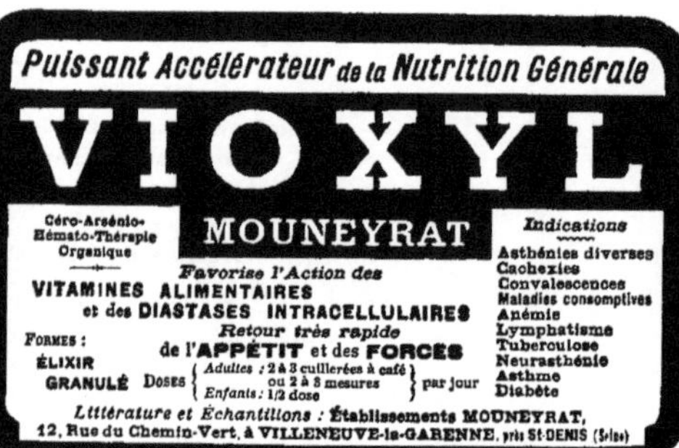

Puissant Accélérateur de la Nutrition Générale
VIOXYL
MOUNEYRAT
Céro-Arsénio-Hémato-Thérapie Organique
Indications
Asthénies diverses
Cachexies
Convalescences
Maladies consomptives
Anémie
Lymphatisme
Tuberculose
Neurasthénie
Asthme
Diabète
Favorise l'Action des
VITAMINES ALIMENTAIRES
et des DIASTASES INTRACELLULAIRES
Retour très rapide
de l'APPÉTIT et des FORCES
FORMES :
ÉLIXIR
GRANULÉ
Doses
Adultes : 2 à 3 cuillerées à café
ou 2 à 3 mesures
Enfants : 1/2 dose
par jour
Littérature et Échantillons : Établissements MOUNEYRAT,
12, Rue du Chemin-Vert, à VILLENEUVE-la-GARENNE, près St-DENIS (Seine)

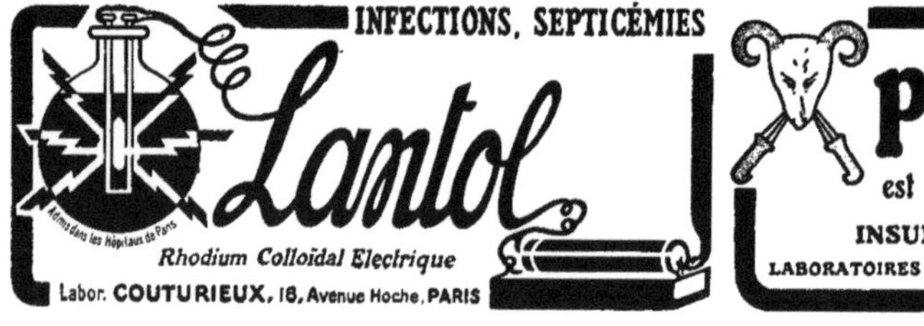

INFECTIONS, SEPTICÉMIES
Lantol
Admis dans les Hôpitaux de Paris
Rhodium Colloïdal Electrique
Labor. COUTURIEUX, 18, Avenue Hoche, PARIS

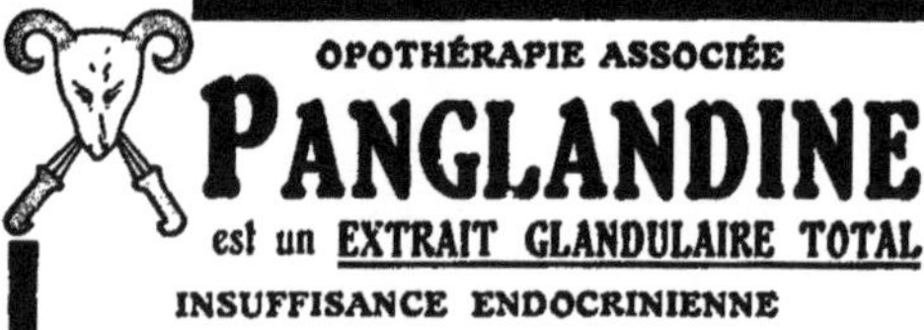

OPOTHÉRAPIE ASSOCIÉE
PANGLANDINE
est un EXTRAIT GLANDULAIRE TOTAL
INSUFFISANCE ENDOCRINIENNE
LABORATOIRES CH. COUTURIEUX, 18, Avenue Hoche -:- PARIS

III

Chancre syphilitique (S. et D.)

Par JEAN MORNET
Interne des Hôpitaux de Paris

Le chancre est l'accident primitif de la syphilis : il se développe au point même qui a servi de porte d'entrée au virus syphilitique.

INCUBATION.

Elle dure habituellement 20 à 25 jours. Anormalement elle peut se réduire à 10 ou 15 jours ou se prolonger 30 ou 60 jours, dans des cas exceptionnels.

C'est une période silencieuse dont la durée fait tout l'intérêt.

DESCRIPTION DU CHANCRE.

Fournier divise l'évolution du chancre en 4 périodes.

1º PÉRIODE DE DÉBUT :

Rougeur insignifiante, sans caractères cliniques. « C'est moins que rien » (Fournier).

2º PÉRIODE D'AUGMENTATION :

Elargissement de la lésion et surtout induration de la base.

3º **Période de maturité :**

C'est la période caractéristique de la lésion :

Dimensions d'une pièce de vingt ou de cinquante centimes ;

Forme : arrondie ou ovalaire.

Fond : en général :

— lisse, uni. Sans anfractuosités, ni irrégularités ;

— couleur jambonnée, rose, chair musculaire.

— sécrétion séreuse, propre, sans suppuration vraie.

Quelquefois : recouvert d'une fausse membrane grisâtre, diphtéroïde.

Bords : la lésion est bien limitée quant à l'aspect. Mais sa surface se continue sans ressaut, sans dénivellation brusque avec les tissus voisins. Il n'y a pas de bords taillés à pic : à ce titre ou a pu dire que la lésion n'a pas de bords.

Ce caractère capital sera recherché dans les cas douteux avec un stylet qui, promené du centre vers la périphérie montre qu'en aucun point du pourtour on n'accroche un bord, et qu'il n'y a aucune tendance au décollement des téguments voisins.

Parfois le centre du chancre est un peu déprimé avec des limites en talus, remontant en pente douce, mais sans qu'il y ait encore de bords décollés : c'est le chancre en godet.

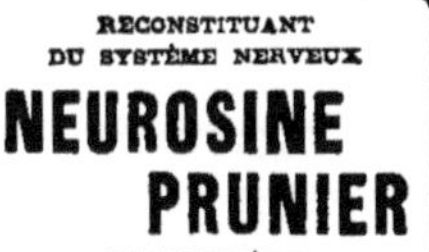

Toujours donc le chancre conserve ses caractères d'érosion superficielle, d'exulcération.

Base : En palpant entre le pouce et l'index, on constate que la base du chancre est indurée, ferme. Parfois, induration superficielle, lamelleuse, en carte de visite.

D'autres fois, induration plus profonde, nodulaire.

Sur un chancre qu'aucune altération n'a touché, ce caractère est essentiel.

Indolence du chancre : Tout cet examen a montré l'indolence absolue de ce chancre. C'est encore un signe de très grosse valeur, si aucun topique ou aucune inflammation secondaire n'a modifié la lésion.

Adénopathies : Elles apparaissent quelques jours après le chancre et sont pratiquement constantes.

C'est un groupe de ganglions du territoire lymphatique de la lésion, fait de ganglions :

Fermes.

Ovoïdes.

Indolents.

Sans periadénite : ils roulent sous le doigt sans tenir à la peau ni aux plans profonds

L'un des ganglions de cette pléiade est d'ordinaire plus volumineux (préfet de l'aine) et visible sous la peau qu'il soulève.

EXAMEN COMPLET DU MALADE.

La simple suspicion de chancre syphilitique impose un examen complet du malade. On recherchera, en particulier :
— les *éruptions cutanées* :
Papules.
Roséole encore discrète qu'on verra parfois mieux à travers un verre bleuté.
— les *accidents muqueux* : bouche, pharynx, anus, vulve ;
— les *adénopathies* diffuses, cervicales en particulier ;
— la *splénomégalie.*

Toutes ces manifestations de syphilis secondaire qu'on peut voir avant la disparition du chancre sont capitales pour le pronostic et le traitement de la syphilis.

ÉVOLUTION.

1º **Sans traitement**, le chancre entre spontanément dans la période de réparation (4e période de Fournier).

Le *chancre* se comble par le fond et se rétrécit par ses bords qui s'épidermisent.

L'*induration* disparaît quelques jours ou quelques semaines plus tard.

L'*adénopathie* survit, en général, quelques semaines.

En quatre à six semaines tout est terminé. Il ne reste qu'une cicatrice légère, d'abord pigmentée et qui disparaît le plus souvent en quelques mois sans laisser de traces si le chancre est resté un chancre syphilitique pur.

2º **Avec traitement convenable**, énergique, précoce et suivi, l'évolution régressive se fait en quelques jours.

FORMES CLINIQUES.

Formes symptomatiques.

Suivant les **dimensions** :
Chancre nain.
Chancre géant.
Suivant le **nombre** :
Chancre unique : le plus fréquent.
Chancres multiples : qui ne sont pas rares, contrairement à l'opinion ancienne. Ils sont contemporains ou successifs.

Suivant **l'aspect** :
Chancre papuleux : exulcération sur une papule.

Chancre ulcéreux : où l'érosion habituelle est remplacée par une ulcération vraie.

Chancre hypertrophique : à base indurée considérable avec grosse ulcération.

Chancre croûteux : c'est le type du chancre cutané dans lequel la lésion est recouverte de croûtes à type ecthymateux.

Formes suivant le Siège.

A. — Chancres génitaux de l'homme :

Ch. du *gland* : induration faible, difficile à percevoir.

Ch. du *sillon balano-préputial* : allongé en fissure.

Ch. du *méat* : dont la cicatrice peut donner un rétrécissement.

Ch. du *frein* : qui peut détruire le frein.

Ch. du *fourreau* : aspect de chancre muqueux.

Ch. du *pubis* : aspect croûteux de chancre cutané.

Ch. *préputial* : quelquefois enfermé sous un phimosis inflammatoire. On sent seulement l'induration et l'adénopathie. Il est parfois nécessaire de débrider le phimosis pour voir la lésion.

Ch. de la *fosse naviculaire* : donne un écoulement séro-sanguinolent pris d'ordinaire pour une blennorragie par le malade. Induration à la palpation. Pas de rétrécissement cicatriciel.

B. — Chancres génitaux de la femme :

Ch. des *grandes lèvres* : avec souvent un gros œdème dur de la lèvre.

Ch. du *vagin* : rare.

Ch. du *col utérin* : en général méconnu parce que indolent, peu explorable, sans adénopathie accessible. Peut causer une dystocie en cas d'accouchement.

D'une façon générale, les chancres génitaux de la femme sont souvent difficiles à voir. Fissuraires, cachés dans les replis de la muqueuse, qu'il faut déplisser avec soin pour explorer, indolents en général, invisibles pour la femme, ils sont très souvent méconnus et ignorés en toute bonne foi.

C. — Chancres extragénitaux :

Ils sont assez rares. Mais il faut penser à la syphilis devant certaines lésions suspectes de siège quelconque.

Chancre des *lèvres* : souvent hypertrophique. Quelquefois à cheval sur le bord de la lèvre, érosif dans sa portion muqueuse, croûteux dans sa portion cutanée.

Chancre de la *langue* : sur la partie mobile de la langue. Quelquefois scléreux et dur simulant un épithélioma.

Chancre de l'*amygdale* : Ulcération souvent profonde de l'amygdale. Base indurée qu'il faut palper, adénopathie cervicale souvent considérable et révélatrice. Quelquefois fébrile (40°)

Chancre du *sein* : chez les nourrices mercenaires de nourrissons hérédosyphilitiques.

Chancre du *doigt* : type de chancre cutané souvent professionnel (médecins, etc...).

Chancre *vaccinal* : ne se voit plus.

Chancre *anal* : pouvant réaliser un syndrôme de fissure anale.

COMPLICATIONS.

Infection secondaire : par des pyogènes d'ordre banal. Le chancre devient douloureux. Son fond suppure. L'adénopathie peut suppurer.

Gangrène : élimination de la région par une eschare. Chercher le diabète.

Phagédénisme : Extension des lésions en surface et en profondeur, avec parfois des destructions importantes. Rare.

PRONOSTIC.

Le chancre, en lui-même, hormis les cas exceptionnels de phagédénisme est une lésion bénigne.

Toute la gravité tient dans le fait qu'il est l'accident primitif de la syphilis avec toutes ses conséquences.

Pratiquement, par conséquent, le pronostic est fonction du traitement institué qui dépend d'un diagnostic ferme et précoce. La précocité du diagnostic règle en grande partie le pronostic : on peut admettre, en effet, qu'un chancre diagnostiqué tôt, énergiquement traité, restera le seul accident de la syphilis. La possibilité des réinfections a fourni la preuve qu'on pouvait stériliser parfaitement la syphilis.

DIAGNOSTIC.

Il est d'une importance capitale.

1º Dans un certain nombre de cas, les caractères cliniques sont assez typiques pour que ce diagnostic puisse être posé de façon ferme.

2º Dans d'autres cas, le doute subsistant, un certain nombre d'examens sont à pratiquer.

Recherche du tréponème pâle :

A. *Ultra-microscope* : Après scarification des bords de la lésion, on laisse suinter pendant 5 à 10 minutes. La sérosité recueillie à ce moment est examinée à l'ultra microscope. On peut par ce procédé étudier le spirochète vivant :

Sa forme :

Filament mince ;

6 à 12 spires régulières ;

Extrémités effilées, rectilignes.

Ses mouvements :

1º En pas de vis ;

2º De latéralité ;

3º Ondulatoires.

B. *Frottis séchés et colorés* (Fontana-Tribondeau, Encre de Chine, etc...).

Ne montrent que des parasites morts, donc sans mouvements. Ils présentent le gros avantage de se conserver.

L'existence de tréponèmes permet d'affirmer la syphilis ; mais ces recherches sont délicates et seul un spécialiste averti pourra conclure d'une façon ferme. D'autre part, l'institution d'un traitement spécifique ou l'application d'antiseptiques sur le chancre fait disparaître les spirochètes au moins momentanément. Le chancre à examiner n'aura subi aucune modification ou seulement un pansement à l'eau stérilisée.

RÉACTIONS SÉROLOGIQUES.

On fera une *réaction de Bordet-Wassermann* (ou l'une de ses dérivées : *Hecht, Bauer, Calmette, Jacostal, Desmoulières,* etc...) ou une *réaction de floculation.* Le résultat ne peut être positif qu'à partir du 15e ou 18e jour du chancre. Il est donc inutile de la pratiquer plus tôt (phase présérologique) ; mais on saura que le pronostic d'un chancre en période sérologique est infiniment plus sérieux et que le traitement devra être plus prolongé.

En résumé :

1º **Le diagnostic** doit être aussi **précoce** que possible ;

2º **Le diagnostic** doit être **certain**, car il n'y aura pas à y revenir dès que le traitement sera décidé. On confrontera les résultats de la clinique et du laboratoire et le plus souvent on sera en droit de conclure. Mais dans les cas qui resteraient douteux certains auteurs préfèrent encore attendre l'apparition des accidents secondaires plutôt que de porter un diagnostic incertain et trop lourd de conséquences.

DIAGNOSTIC DIFFÉRENTIEL.

A. **Chancre mou**. — C'est le diagnostic essentiel. Dans les cas typiques il est facile. En effet, le chancre mou a des bords taillés à pic, un fond suppurant, une base souple, une adénopathie inflammatoire ; il contient du *bacille de Ducrey*.

La réinoculation à la peau du chancre mou reproduit la lésion en 48 heures. Mais il faut savoir que le chancre syphilitique est réinoculable dans ses dix ou douze premiers jours. Toutefois son incubation d'une quinzaine de jours, le caractère papuleux du chancre de réinoculation peuvent constituer un élément de diagnostic.

Mais les difficultés surgissent dans deux cas :

1° Le *chancre* est un peu *atypique* :

— Chancre syphilitique ulcéreux ;

— Chancre Σ infecté secondairement et suppuré ;

— Chancre Σ avec adénopathie suppurée ;

— Chancre Σ irrité, devenu douloureux ;

— Chancre mou à base inflammatoire simulant une induration.

2° Il existe des *chancres mixtes* où le Ducrey et le tréponème évoluent parallèlement. Ils sont fréquents.

Après 48 heures d'incubation, le chancre mou apparaît avec ses caractères. Il est impossible à ce moment de reconnaître la syphilis. Mais après 3 à 4 semaines la lésion change de caractères : le fond se nettoie. les bords s'affaissent, l'induration cartonnée se précise : le chancre syphilitique succède au précédent. Pratiquement on est souvent en présence d'une lésion hybride à caractères mal tranchés et on doit attendre la réaction de Wassermann pour être fixé.

Conclusion clinique : devant un chancre mou faire un B. W. tous les huit jours pendant cinq à six semaines.

B. Accidents chancriformes. — Ce sont des syphilômes qu'on peut voir dans les années qui suivent le chancre primitif et qui ont la plupart des caractères du chancre : pourtant l'adénopathie manque, le Wassermann est positif en général dès le début.

Parfois cet accident siège au point où était le chancre (chancre redux). Ces accidents posent souvent le problème des réinfections syphilitiques.

C. **Herpès génital**. — Lésion superficielle à vésicules en bouquet, avec rarement des ganglions, avec sérosité abondante.

Diagnostic n'est réellement difficile qu'en cas d'herpès unique irrité par des caustiques qui l'ont induré.

D. **Ecthyma galeux chancriforme**. — Aspect ecthymateux. Ne présente de réelles difficultés que parce qu'on sait qu'une lésion de gale peut servir de porte d'entrée à la syphilis.

E. **Balanite érosive**. — Ne peut prêter à erreur que parce que l'exploration du prépuce peut être difficile du fait de la balanite et du phimosis

F. **Ulcérations traumatiques**. — Superficielles, passagères.

G. **Epithélioma du gland** — Age du malade, tendance à saigner. Biopsie si nécessaire.

H. **Ulcération de la Maladie de Nicolas et Favre** (lymphogranulomatose), est rarement observée avant la phase adénopathique.

I. **Chancres extragénitaux.** — On ne peut énumérer les causes d'erreur auxquelles peuvent donner lieu les chancres extragénitaux. L'essentiel c'est de penser au chancre syphilitique.

Citons seulement :

Chancre de la *langue*, confondu avec un épithélioma. Mais adénopathies très différentes. Biopsie.

Chancre de *l'amygdale* pris pour angine de Vincent à cause de l'ulcération, ou pour un cancer à cause de l'induration.

Chancre du *sein*, méconnu.

Chancre du *doigt*, pris pour un panaris.

Chancre des *téguments*, confondu avec de l'eczéma.

Chancre *anal*, traité comme une fissure.

Chancre du *col utérin* confondu avec une métrite.

En résumé :

L'aspect clinique en général bien particulier, joint aux ressources très précises que fournissent la recherche du tréponème et les réactions sérologiques, doit permettre le diagnostic du chancre syphilitique dans l'immense majorité des cas. L'institution immédiate d'un traitement spécifique, précoce, intense, prolongé, permettra alors de juguler la syphilis sans qu'elle détermine d'autres accidents que son accident primitif.

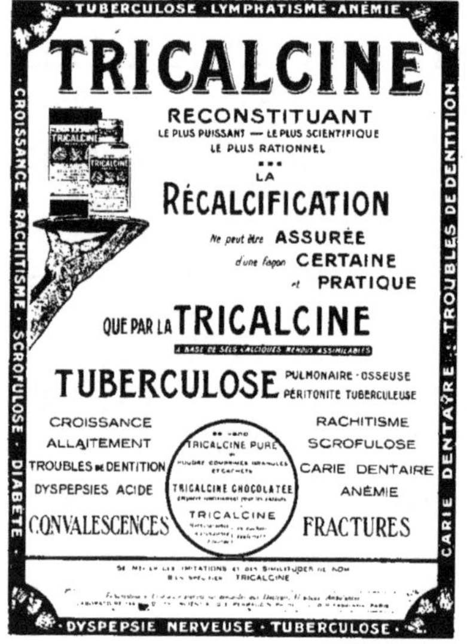

TUBERCULOSE · LYMPHATISME · ANÉMIE
TRICALCINE
RECONSTITUANT
LE PLUS PUISSANT — LE PLUS SCIENTIFIQUE
LE PLUS RATIONNEL
LA
RÉCALCIFICATION
Ne peut être ASSURÉE
d'une façon CERTAINE
et PRATIQUE
QUE PAR LA TRICALCINE
A BASE DE SELS CALCIQUES RENDUS ASSIMILABLES
TUBERCULOSE PULMONAIRE · OSSEUSE
PÉRITONITE TUBERCULEUSE
CROISSANCE
ALLAITEMENT
TROUBLES de DENTITION
DYSPEPSIES ACIDE
CONVALESCENCES
RACHITISME
SCROFULOSE
CARIE DENTAIRE
ANÉMIE
FRACTURES
TRICALCINE PURE
TRICALCINE CHOCOLATÉE
TRICALCINE
CROISSANCE · RACHITISME · SCROFULOSE · DIABÈTE
CARIE DENTAIRE · TROUBLES DE DENTITION
DYSPEPSIE NERVEUSE · TUBERCULOSE

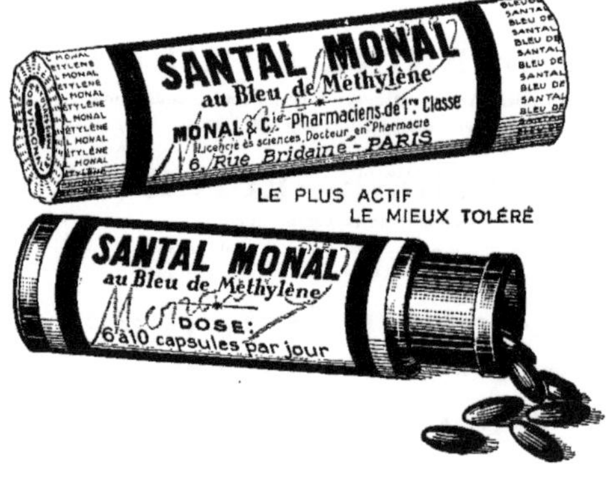

SANTAL MONAL
au Bleu de Méthylène
MONAL & Cie-pharmaciens de 1re Classe
Licencié ès sciences, Docteur en Pharmacie
6, Rue Bridaine - PARIS
LE PLUS ACTIF
LE MIEUX TOLÉRÉ
SANTAL MONAL
au Bleu de Méthylène
DOSE:
6 à 10 capsules par jour

IV

Diagnostic des cavernes pulmonaires tuberculeuses

Par Robert CAHEN,
Interne des Hôpitaux de Paris

La formation de caverne représente l'étape dernière de l'évolution anatomique du processus de caséification tuberculeuse. Elle se rencontre, par suite, aussi bien dans la tuberculose ulcéro-caséeuse chronique que dans les deux grandes formes de tuberculose aiguë : la pneumonie caséeuse et la phtisie galopante.

Diagnostiquer cette lésion anatomique était autrefois porter un arrêt fatal. A l'heure actuelle, si les cavernes tuberculeuses comportent encore un pronostic grave, elles doivent, avant tout, inciter à établir un bilan complet des lésions tuberculeuses et à envisager la possibilité d'établir un PNEUMOTHORAX ARTIFICIEL. Cette méthode thérapeutique récente s'est en effet seule montrée capable, par le collapsus pulmonaire qu'elle détermine, d'enrayer dans un certain nombre de cas, la marche progressive des lésions. En cas d'hémoptysies assez abondantes pour menacer la vie du malade, elle peut constituer une intervention d'urgence.

Semblable en cela aux autres pertes de substance du parenchyme pulmonaire, les cavernes tuberculeuses se révèlent cliniquement par un syndrôme commun : le syndrôme cavitaire.

Le diagnostic de la nature tuberculeuse de ce syndrôme repose :

1º D'une part : sur les conditions étiologiques, l'existence des signes fonctionnels et généraux concomitants (éléments de grosse probabilité) ;

2º D'autre part : sur la constatation du bacille de Koch, dans les crachats (éléments de certitude).

A. — LA TUBERCULOSE ULCÉRO-CASÉEUSE CHRONIQUE A LA PHASE CAVITAIRE.

C'est dans les cas types un diagnostic facile. Tout plaide en sa faveur :

1º LE MALADE.

Profondément touché, avec un **amaigrissement** intense, parfois squelettique (phtisie).

Une **asthénie** profonde, parfois une pigmentation cutanée très spéciale aux tuberculeux avérés.

La **fièvre** est bien particulière : de type hectique avec

de grands accès quotidiens surtout marqués le soir, précédés de frissons et suivis de sueurs profuses. Plus rarement l'accès a lieu le matin (fièvre de type inverse).

Le **pouls** est fréquent et habituellement *instable*, la tachycardie habituelle chez les tuberculeux, s'exagérant à la moindre cause.

La **tension** est au-dessous de la normale.

S. F. — LES SIGNES FONCTIONNELS attirent d'emblée l'attention sur le poumon :

La **toux** est fréquente, fatigante, surtout marquée le matin, elle persiste souvent la nuit et entraîne de *l'insomnie*.

Très fréquemment, la toux provoque des *vomissements*, c'est la *toux émétisante* des tuberculeux.

Enfin, *fait capital*, cette toux ramène une **expectoration caractéristique**.

Les tuberculeux cavitaires ont des crachats mucopurulents, verdâtres ; ces crachats sont conglomérés, cohérents, prenant une forme arrondie (crachats nummulaires) ou pelotonnés (crachats amydalins). Mais surtout un de leur plus gros caractère est leur pesanteur : ce sont des *crachats lourds*, pesants, *tombant au fond du crachoir* que surmonte seulement un peu de mousse salivaire.

Ces crachats verdâtres et lourds, chez un sujet émacié avec fièvre hectique, éveille d'emblée l'idée d'une caverne pulmonaire tuberculeuse.

Et d'autres signes viennent encore à l'appui de cette impression :

— **Les Hémoptysies** souvent fréquentes et assez abondantes à cette période : elles font penser à la tuberculose.

· — **Les troubles digestifs** : très marqués à cette phase : des tuberculeux jusque-là bons mangeurs malgré leurs lésions pulmonaires, deviennent anorexiques et présentent souvent une *diarrhée* rebelle à toute médication.

2⁰ L'EXAMEN DU POUMON

révèle la lésion pulmonaire.

Inspection :

On est parfois frappé par la fonte des masses musculaires périscapulaires, qui rend saillant le relief des omoplates.

Dans quelques cas, on peut noter une *dépression sous-claviculaire permanente*, parfois seulement visible à jour frisant.

C'est là un signe d'une constatation rare, mais important lorsqu'il existe.

PALPATION :

1º Au niveau des muscles périscapulaires amaigris, elle peut mettre en évidence la contraction localisée du myœdème.

2º Au niveau du poumon :

Les **vibrations** sont le plus souvent exagérées ; cette exagération témoigne d'une zone de condensation pulmonaire péricavitaire.

Toutefois, dans de volumineuses cavernes superficielles, recouvertes d'une lame pulmonaire saine, les vibrations peuvent être abolies.

PERCUSSION :

1º Est habituellement **douloureuse** au niveau de la caverne et provoque souvent un accès de toux.

2º Elle donne le plus souvent de *la matité*, pour la même raison que précédemment. Toutefois, il est classique de dire que dans les volumineuses cavernes, vides et spacieuses, la percussion donne un *tympanisme* de timbre variable.

Suivant que le malade est assis ou couché ;

Suivant qu'il a la bouche ouverte ou fermée : ce sont les *signes de Gerhardt* et de *Wintrich*, qui n'ont plus actuellement intérêt clinique.

3º Plus important est le *bruit de pot fêlé* qu'on obtient

par une percussion brusque, au centre de la caverne, le malade tenant la bouche ouverte. Ce bruit sonore et creux est absolument caractéristique, quand on l'observe nettement, d'une perte de substance pulmonaire.

AUSCULTATION : donne des signes capitaux :

Souffle caverneux, à timbre creux, parfois net, parfois voilé, généralement expiratoire. Ce souffle peut d'ailleurs se modifier : parfois difficile à percevoir et seulement après la toux, il peut être intense, rude, aux deux temps de la respiration (souffle tubo-creux).

Des Râles humides à grosses bulles, inégales ;

Dans les cas types, on a sous l'oreille un mélange de râles humides et de souffle, véritable « brassage hydro-aérique » qui constitue un signe de grosse valeur : le *gargouillement*.

Jamais on ne devra négliger :

— l'**Auscultation de la voix** : elle donne en effet un symptôme fondamental :

La Pectoriloquie : c'est une bronchophonie distincte, la voix étant émise clairement par la poitrine du malade.

Il faut souligner l'importance de cette pectoriloquie, dont *Laënnec* faisait le signe cavitaire par excellence.

La pectoriloquie-aphone est presque constante dans les grandes cavernes.

— **Auscultation de la toux** : Elle est *déchirante* et prend, sous l'oreille, un éclat, un retentissement caverneux et amphorique, tout à fait spécial.

Nous ne ferons que signaler, — en terminant et pour être complet, — les cas exceptionnels de cavernes considérables ayant pu donner des signes amphoriques, voire même de la succession hypocratique. Ces faits ne s'observent pratiquement jamais.

Au Total : dans les cas types, les cavernes sont d'une grande richesse symptomatique : entre autres signes, le souffle caverneux, le gargouillement et la pectoriloquie constituent un « Trépied symptomatique » qui, comme l'a montré Laënnec, ne permet guère l'erreur.

Mais en *pratique*, les *faits* sont souvent *plus complexes* :

a) Les troubles de l'état général peuvent être au minimum et il y a des « *cavitaires florides* » ;

b) Des cavernes, peu volumineuses, peuvent ne donner aucun signe d'auscultation *(cavernes muettes)* ;

c) Certaines ne se révèlent qu'à l'occasion d'une poussée congestive ;

d) Des cavernes, déjà cicatrisées, ne donnent que de la rudesse respiratoire ;

e) Certains signes stétacoustiques peuvent prendre un *timbre caverneux*, en l'absence même de caverne.

f) Il est enfin, mais c'est rare, des « *cavernes sèches* » sans expectoration ; de même, qu'à certaines périodes, des cavitaires peuvent avoir des crachats sans bacilles.

Il faut donc de toute nécessité compléter l'investigation clinique :

1º Par *l'examen radioscopique* qui confirme le diagnostic de caverne ;

2º Par *l'examen des crachats* qui en affirme la nature.

1º L'examen radioscopique :

a) Dans les cas nets l'image parle d'elle-même : la perte de substance récente se révèle par une tache claire se détachant nettement sur un poumon obscur, à contour irrégulier et, fait capital : *se contractant à la toux*. Cette image siège surtout dans le *lobe supérieur*, et il faut souligner cette localisation apicale qui, déjà, est en faveur de la tuberculose.

Les cavernes cicatrisées s'entourent d'un cercle noir, régulier, souvent discontinu.

b) Les *petites cavernes* sont d'une interprétation plus délicate. Elles donnent un aspect tacheté en « mie de pain » ou en « nid d'abeilles » qui peut être délicat à interpréter avec les simples images de poumon « pommelé », les débuts d'un ramollissement, voire même avec de simples aspects d'ossification des cartilages costaux (Bezançon).

La radio enfin permet d'apprécier *l'étendue des lésions*, la coexistence d'une atteinte pleurale et ganglionnaire, *l'état du côté opposé*, et, précise par suite, les *indications du pneumothorax*.

2º **L'examen des crachats :**

Affirme d'une façon indiscutable la nature ; de la caverne, en révélant de *nombreux bacilles de Koch*.

Plus accessoirement, signalons que le crachat cavitaire renferme des fibres élastiques et que les microbes d'infections secondaires y sont exceptionnels (Bezançon). Le B. K. reste l'élément caractéristique, et son absence doit faire pratiquer :

> Une *homogénéisation* ;
> Une *inoculation au cobaye*.

Ainsi, grâce à la radiologie et au laboratoire, le diagnostic de caverne pulmonaire ; est le plus souvent facile. C'est en pratique, un diagnostic plus positif que différentiel.

Ce n'est donc qu'en cas de carence de ces deux modes

d'investigation qu'on pourra — mais c'est rare — mettre
en doute :

— et l'existence de la caverne ;
et sa nature.

DIAGNOSTIC D'EXISTENCE :

— On trouve de la submatité, un souffle rude : il peut
s'agir — d'un foyer de **sclérose pulmonaire**.

— d'une **adénopathie trachéo-bronchique**, qui, chez
l'enfant, peut s'accompagner de râles humides (syndrôme pseudo-cavitaire).

un **gros épanchement pleural**.

— D'autres fois, le syndrôme cavitaire est au complet : s'agit-il bien d'une caverne ?

Au SOMMET : il faut écarter le diagnostic de **pneumothorax partiel**. Mais ici, les vibrations sont abolies ;
on a du tympanisme, au lieu de matité, du silence au lieu
d'un souffle. A la radio, une zone claire sans entourage
sombre de densification pulmonaire. Mais le diagnostic
est parfois très délicat quand il s'agit d'un pyopneumothorax du sommet qui s'est ouvert dans une bronche.

A LA PARTIE MOYENNE : Deux affections se discutent
surtout :

1° **La pleurésie interlobaire** après vomique : Mais

il s'agit ici, d'une affection aiguë, avec antécédent net de vomique purulente, sans bacilles de Koch dans l'expectoration, avec bande scissurale à la radio. Mais la vomique peut être nummulaire et, en l'absence d'examen de laboratoire le diagnostic être hésitant.

2° **La dilatation des bronches** : c'est en pratique le gros diagnostic.

Dans les deux cas, en effet, (♀ et bronchectasie), il s'agit d'affections chroniques, avec toux, expectoration, hémoptysies.

Mais dans la **bronchectasie**, l'état général est bon et nullement en rapport avec l'existence d'une caverne pulmonaire.

L'expectoration est plus abondante, à prédominance matinale, se sédimentant en trois couches. Elle ne renferme pas de bacilles de Koch.

Dans les cas difficiles, l'examen de crachats, et d'autre part, l'examen radiographique après **injection intra-trachéale de Lipiodol** permet le diagnostic de la dilatation des bronches. (Images en « grappe », en « nids de pigeons » dans la bronchectasie). Signaler la difficulté tenant à l'association possible.

A LA BASE :

Une **pleurésie purulente** surtout chez l'enfant, peut donner des signes pseudo-cavitaires.

De même, un **pyopneumothorax sous-phrénique**, pour le diagnostic duquel la recherche des *antécédents digestifs* et un *examen radiologique* minutieux rendront plus de services que la classique recherche des signes de Pfhül et de Fürbringer.

DIAGNOSTIC DE NATURE.

La caverne reconnue, sa nature ⸴ écartée, c'est un diagnostic d'élimination qui se pose avec :

La syphilis pulmonaire : siège surtout à la partie moyenne. Diagnostic extrêmement difficile, que des antécédents syphilitiques, ne suffisent pas à affirmer. Bien des cas de cavernes non ⸴ chez des syphylitiques semblent relever de la dilatation des bronches.

Le kyste hydatique du poumon siège surtout à la base et à droite. Son diagnostic ne se pose qu'après son ouverture par vomique et l'infection secondaire du kyste entraînant une altération de l'état général : *phtisie hydatique de Dieulafoy*. Les antécédents, l'examen des crachats (crochets d'Echinocoque) et la réaction de Weimberg, l'intradermo-réaction à l'antigène, permettront à cette période le diagnostic.

Le cancer du poumon, quand il se complique d'une caverne a été déjà le plus souvent diagnostiqué :

— Soit par son expectoration « gelée de groseille » typique, mais rare ;

— soit par son syndrôme de compression médiastinale ;

— soit enfin par la pleurésie hémorragique traduisant l'envahissement pleural.

Les **mycoses**, enfin, surtout l'actinomycose, ne seront reconnues que grâce à l'examen de crachat.

B. — LES TUBERCULOSES AIGUËS CAVITAIRES.

Posent des problèmes plus restreints et là encore, la constatation du bacille de Koch dans les crachats fournit l'appoint capital.

a) Tantôt, c'est chez un malade ayant présenté pendant quelques jours des signes de condensation pulmonaire que l'apparition d'hémoptysies, de signes cavitaires remettent en question le diagnostic jusqu'alors posé de pneumonie franche probable.

Tandis que l'absence de fétidité de l'haleine et des crachats écarte l'idée d'une **gangrène pulmonaire**, les antécédents celle d'**abcès du poumon** ou d'**infractus suppuré**. C'est l'existence de signes d'imprégnation tuberculeuse et surtout d'une expectoration muccopurulente *bacillifère* qui donne la clef du diagnostic de **pneumonie caséeuse**.

b) Tantôt, c'est chez un grand enfant ou un adolescent, souvent après une rougeole, une coqueluche, une grippe que l'altération rapide de l'état général, l'apparition des râles humides à grosses bulles, disséminés dans les deux poumons, posent la question d'une **bronchopneumonie traînante**.

Mais l'asthénie et l'amaigrissement sont progressivement intenses. En quelques semaines des signes cavitaires fixes apparaissent. La radio donne une image en « mie de pain ».

Les crachats fourmillent de bacilles : on peut poser le diagnostic de « phtisie galopante ».

c) Signalons enfin que, chez des tuberculeux chroniques, on a pu voir survenir des accidents aigus caractérisés par l'apparition, surtout dans la région scissurale, d'un **foyer pneumonique** passant par la phase cavitaire, faisant alors souvent poser le diagnostic de **pneumonie caséeuse** et pouvant ultérieurement évoluer vers la guérison. A ces faits on a donné le nom d' « épisodes pneumoniques curables » (Bezançon et Braun).

— Le diagnostic de caverne pulmonaire tuberculeuse doit, aujourd'hui, se compléter d'un

DIAGNOSTIC D'INTERVENTION
THÉRAPEUTIQUE

S'il n'y a pas de contre-indications tirées de l'état général, la question du PNEUMOTHORAX ARTIFICIEL doit être envisagée. La possibilité de celui-ci suppose :

1º **Un poumon opposé sain** ou ne présentant que des lésions peu avancées.

2º **Des adhérences pleurales peu tendues** et capables de céder.

En cas d'hémoptysies abondantes et répétées, le **pneumothorax** devient souvent un **traitement d'urgence**.

— Quoique le pneumothorax artificiel ait réalisé dans la thérapeutique antituberculeuse un progrès indiscutable, trop souvent encore le diagnostic de cavernes tuberculeuses comporte un arrêt fatal.

L'autopsie vient confirmer la lésion.

Dans les cas de lésions limitées au lobe inférieur et lorsque le pneumothorax est rendu impossible par des adhérences pleurales, on a proposé plus récemment la section ou mieux, la résection partielle du phrénique (phrénicotomie-phrénicectomie).

Cette opération, soit isolée, soit associée à un pneumothorax, est d'application encore trop récente pour être discutée ici.

DIAGNOSTIC ANATOMIQUE :

C'est dans la **tuberculose ulcérocaséeuse** chronique que la caverne tuberculeuse se présente avec son aspect le plus typique :

C'est une perte de substance, une cavité plus ou moins volumineuse, siégeant le plus souvent au sommet et plus près de la face postérieure du poumon.

Il s'en écoule un liquide purulent, visqueux, verdâtre, semblable à l'expectoration.

La cavité en est cloisonnée par des *travées fibreuses*, vestiges des cloisons interlobulaires.

Les parois sont irrégulières, *anfractueuses*, recouvertes d'un enduit caséeux, molasse et pulpeux. En un point de cette couche caséeuse, on remarque une petite saillie blanchâtre et granuleuse dont la surface est fissurée « en coup d'ongle » : c'est *l'anévrysme de Rassmüssen*, dont la rupture a déterminé l'hémorragie foudroyante qui a tué le malade.

Insuline Byla

DIABÈTE

26, Av. Observatoire
PARIS

Littérature sur demande

Forme Poudre 40 fr.

Boîte de **12** ampoules
15 unités par ampoule

Forme Liquide 28 fr.

Flacon de **6** cmc.
20 unités par cmc.

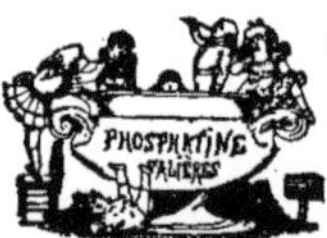

Il n'y a qu'UNE
PHOSPHATINE

LA

PHOSPHATINE FALIÈRES

(NOM DÉPOSÉ)

Forme avec le lait une bouillie délicieuse et fortifiante. Nécessaire aux enfants.
Convient aux anémiés, vieillards, convalescents.

Se méfier des imitations.

SE TROUVE PARTOUT
6, Rue de la Tacherie, PARIS

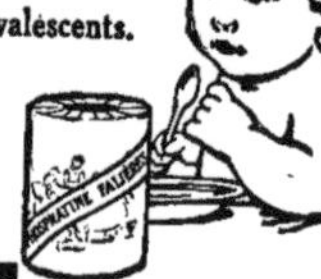

V

Tuberculose du Larynx

Par M. JACQUES MAGDELAINE,
Interne des Hôpitaux

———

La tuberculose du larynx est l'affection chronique la plus fréquente de cet organe.

Pratiquement on peut dire qu'elle est presque toujours *secondaire à une tuberculose pulmonaire* déjà avancée ; mais il faut cependant savoir qu'il existe des tuberculoses *primitives* évidentes du larynx.

ÉTIOLOGIE.

Dans les cas où l'atteinte laryngée est secondaire à une tuberculose pulmonaire, les plus fréquents, l'apport des bacilles se fait par les **crachats pulmonaires**, la contamination par *voie sanguine*, dans les cas de granulie, est rare.

Quand la lésion est primitive, l'apport semble se faire par *l'air inspiré*.

Comme *causes prédisposantes*, il y a lieu de mentionner :

1º **L'âge** ; l'affection frappe surtout les adultes ;

2º **Toutes les causes générales** favorisant l'extension de la maladie (excès de fatigue, diabète, grossesse particulièrement) ;

3º **Les causes d'irritation locale** : Tabac, alcool, excès de la parole.

Le bacille pénètre à la faveur d'une lésion minime et gagne ensuite en profondeur.

ANATOMIE PATHOLOGIQUE.

L'aspect macroscopique des lésions sera étudié avec les symptômes. Notons seulement dès maintenant le caractère général de ces lésions : *l'infiltration*, diffuse ou irrégulièrement distribuée. *Les ulcérations* se surajoutent à cette infiltration ou constituent toute la lésion, au début. Elles siègent en général, au début, à la commissure postérieure, puis s'étendent, en avant sur les cordes, en arrière dans les gouttières pharyngo-laryngées. *Les végétations* fongueuses recouvrent ensuite les grosses ulcérations, notamment à la commissure postérieure. Enfin les *cartilages* (aryténoïdes surtout) peuvent être nécrosés, les *articulations* (surtout crico-aryténoïdiennes), envahies ; des abcès froids et des fistules du cou apparaissent parfois.

SYMPTOMES.

Il s'agit, en général, d'un tuberculeux avéré, souvent d'un cavitaire.

Débuts. — Les premiers signes sont des signes fonctionnels, qui varient d'ailleurs avec le siège et l'étendue des lésions.

L'enrouement est souvent le premier symptôme. La voix se voile progressivement, souvent devient *bitonale*, puis rauque, pour arriver ensuite à l'*aphonie* complète. Souvent l'intensité des troubles vocaux ne rend pas compte de l'état des lésions.

La disphagie annonce les ulcérations des aryténoïdes ou de l'épiglotte. Cette disphagie, très douloureuse (sensation de cuisson, de brûlure au passage des aliments, avec souvent irradiation auriculaire) est surtout marquée *pour les liquides* et aggrave le pronostic en provoquant une dénutrition intense.

Souvent, il existe du **prurit laryngé** qui fait tousser

le malade ; toux parfois coqueluchoïde qui devient rapidement rauque et éructante.

La dyspnée, due à l'infiltration et aux végétations glottiques et sous-glottiques, devient parfois à ce point intense qu'elle nécessite la trachéotomie.

Enfin, il est fréquent d'observer une **fétidité particulière de l'haleine** qui prend une odeur fade caractéristique.

Signes Physiques. — Ils évoluent schématiquement en trois périodes :

1º **Période de laryngite banale.**

Au stade d'enrouement, on constate parfois seulement un symptôme, c'est : *une pâleur* très marquée de toute la muqueuse pharyngo-laryngée et un *léger œdème* sur les cordes vocales, si bien qu'il est presque impossible de dire s'il s'agit d'une laryngite banale chez un tuberculeux ou d'un début de tuberculose laryngée.

Or, *c'est à cette période que le diagnostic est le plus important* afin d'instituer un traitement immédiat. Aussi doit-on **examiner soigneusement la commissure postérieure** ; c'est là que l'on pourra trouver souvent la clé du diagnostic. On recherchera un certain *épaississement de la muqueuse inter-aryténoïdienne*, qui est dentelée, mamelonnée et empêche l'affrontement en arrière des cordes vocales lorsqu'elles se mettent en position vocale,

Parfois, dès cette période, on remarque une ou plusieurs petites érosions en coup d'ongle qui orientent le diagnostic.

2° Phase de laryngite ulcéro-œdémateuse

A cette période, le diagnostic devient plus facile. On constate une **grosse infiltration** qui déforme *l'épiglotte* (enroulée sur elle-même, ou en museau de tanche), les *deux aryténoïdes* (l'une souvent plus que l'autre) *les bandes ventriculaires* qui sont rapprochées l'une de l'autre. De plus des *ulcérations* plus ou moins nombreuses complètent cet aspect spécial de la tuberculose du larynx. Nous avons déjà vu leurs sièges d'élection : on les retrouve surtout sous forme d'ulcérations multiples, irrégulières, grisâtres et superficielles au niveau de la commissure postérieure et sur les attaches postérieures ou sur toute la longueur des cordes, donnant à celle-ci un aspect en *dents de scie*, caractéristique. Parfois, il existe aussi des *tumeurs verruqueuses*, végétantes, polypoïdes, qui saillent dans la cavité laryngée ; celle-ci est encombrée de mucosités et de crachats que le malade n'arrive pas à expulser

3º **Phase de Nécrose.**

C'est un degré de plus ; l'œdème est diffus, les ulcérations ont gagné en profondeur. Les cartilages sont parfois nécrosés ; on observe des ostéophytes exubérants. C'est en outre souvent le stade des abcès localisés ou diffus.

ÉVOLUTION. — TERMINAISON.

La guérison est très rare. Elle peut s'opérer alors, soit spontanément, soit sous l'influence d'un traitement approprié, par néoformation fibreuse qui envahit le tissu tuberculeux : Les récidives sont très fréquentes.

La mort est la terminaison habituelle, rarement par le fait des lésions locales (asphyxie, œdème de la glotte) ; dans la majorité des cas, l'évolution est liée à la *tuberculose pulmonaire* dont la laryngite hâte la marche par suite des douleurs et de l'inanition. La mort survient alors par *cachexie*, ou au cours d'une *poussée évolutive* pulmonaire.

Il faut savoir que la *durée* est parfois assez longue, dans de véritables formes prolongées de la maladie.

FORMES CLINIQUES.

La forme chronique est la plus fréquente, avec des aspects parfois particuliers : formes *vocale, dyspnéïque, disphagique* (accompagnant des ulcérations de la base de la langue).

La forme miliaire aiguë, — ou maladie d'Isambert, — est rare. Elle se caractérise par un semis de granulations sur une muqueuse rouge sombre ; ces granulations s'ulcèrent et se fusionnent en ulcérations multiples. La *disphagie* est atroce et la mort rapide.

Citer le lupus, caractérisé par un gonflement rougeâtre, mamelonné qui débute à l'épiglotte et dure dix à quinze ans.

DIAGNOSTIC.

Toute laryngite persistante, chez un tuberculeux, est suspecte. Mais il ne faut pas se hâter de porter le diagnostic de laryngite tuberculeuse, car, au début, la différenciation d'avec une laryngite catarrhale est presque impossible. Toujours se souvenir que **c'est en arrière que l'on doit rechercher les lésions spécifiques.**

A la période d'ulcérations, le diagnostic est plus facile, mais on pourrait confondre la laryngite tuberculeuse avec la **syphilis** ou le **cancer** : le cancer se présente, dans sa forme cavitaire, seule en cause, sous forme d'une *tumeur en choux-fleur* ou d'une *infiltration longtemps unilatérale*, recouverte d'une ulcération sanieuse. La syphilis se présente, après ouverture d'une gomme, sous forme d'une ulcération d'*aspect cratériforme*.

D'une manière générale, les caractères particuliers de la tuberculose restent : **la pâleur** de la muqueuse pharyngo-laryngée, la pâleur des lésions, **leur diffusion** des deux côtés du larynx.

TRAITEMENT.

1. A LA PÉRIODE CATARRHALE : désinfecter le larynx avec des *pulvérisations non irritantes, des injections* d'huile goménolée ;

2. A UNE PÉRIODE PLUS AVANCÉE, deux cas sont à envisager :

a) **Si le malade est en poussée évolutive de tuberculose**, s'abstenir de tout traitement efficace, *traitement palliatif* seul ;

b) **En dehors des poussées évolutives**, si les lésions sont *étendues*, on pratiquera des **cautérisations** (acide lactique en particulier) si elles sont *circonscrites* des interventions locales (ablation à la pince) seront tentées sous cocaïnisation ; mais elles sont pénibles et seront souvent à répéter.

Dans les deux cas, la **galvanocaustie** donnera souvent de bons résultats ; mais il faudra toujours se méfier de l'éveil d'une poussée évolutive.

Le traitement palliatif consistera en insufflations de poudres calmantes (orthoforme) et dans l'**alcoolisation du nerf laryngé supérieur** qui donne de bons résultats, notamment dans la disphagie.

L'héliothérapie et, dernièrement, l'application de *rayons ultra-violets* ont été préconisés.

Cancer du Larynx

Par M. Jacques MAGDELAINE,
Interne des Hôpitaux

Il faut comprendre, sous ce titre, l'ensemble des tumeurs malignes du larynx : mais les tumeurs épithéliales sont presque les seules rencontrées.

ÉTIOLOGIE.

La cause est inconnue, la transformation maligne des tumeurs bénignes non prouvée. Le cancer du larynx paraît être primitif ou secondaire à un cancer du pharynx ou de la langue. Il frappe surtout l'homme entre 50 et 70 ans, *exceptionnellement* la femme. Le tabac, l'alcool semblent jouer un rôle favorable dans son développement.

ANATOMIE PATHOLOGIQUE

Ils sont de deux sortes :

Cancers intra-laryngés ou **cavitaires** :
Cancers extra-laryngés ou **marginaux**.

Les premiers se développent surtout sur les cordes vocales et les bandes ventriculaires ; le début sous-glottique existe également. Les seconds prennent naissance au niveau des aryténoïdes, des replis aryténo-épiglottiques et de l'épiglotte.

Anatomiquement, il s'agit, dans la plupart des cas, d'un **épithélioma pavimenteux lobulé**. Le sarcome. rare, apparaît comme une volumineuse tumeur, sessile ou pédiculée sur une corde ou une bande ventriculaire

SYMPTOMES.

Deux formes à décrire, essentiellement différentes à tous points de vue.

1. — CANCER INTRA-LARYNGÉ

Début. — Le début en est **extrêmement insidieux**. Les signes fonctionnels sont minimes et le premier symptôme pour lequel le malade vient consulter est généralement : **l'enrouement**. Souvent le sujet était porteur d'une laryngite chronique : alcoolique ou autre et c'est seulement la persistance de cet enrouement et son aggravation qui finissent par inquiéter le malade. Petit à petit, la voix devient plus rauque avec fatigue rapide du larynx *(voix ligneuse)*. **La toux** est fréquente, mais, à cette période, pas de douleur, de gêne respiratoire, ni de disphagie ; il n'y a pas d'adénopathie, c'est pourquoi les malades viennent consulter si tardivement. Cependant, l'examen laryngoscopique montrerait des signes qui souvent écarteraient les doutes sur la nature de l'affection.

EXAMEN LARYNGOSCOPIQUE. — Sur la *corde vocale inférieure*, le plus souvent, on percevra, soit une **tumeur grisâtre**, peu saillante, se détachant mal du tissu voisin, qui est aussi envahi par l'infiltration cancéreuse ; soit une **tuméfaction assez légère** diffuse, donnant à la corde un aspect boudiné. La muqueuse, d'aspect lisse, a une *teinte rouge violacée*. Les bandes ventriculaires et le ventricule présentent un gonflement qui efface les reliefs normaux et une coloration d'un rouge sombre. Il ne faut pas oublier d'examiner la mobilité du larynx, pour retrouver un signe de grande valeur : **l'immobilité** plus ou moins nette de tout le côté infiltré.

Nous avons déjà dit qu'il n'y avait pas d'adénopathie, l'état général est intact : cette période peut durer 2 ou 3 ans.

ÉVOLUTION. — Le cancer cavitaire évolue en effet très lentement.

Mais, petit à petit le cancer *se développe, s'ulcère* et *s'infecte*.

La dyspnée est survenue et devient intense ; le sommeil est impossible ; la respiration est sifflante, bruyante et la trachéotomie devient rapidement nécessaire.

L'aphonie est totale. **La toux**, moins fréquente, ramène une **expectoration** sanieuse, fétide, striée de sang ; parfois une ulcération artérielle provoque une hémoptysie abondante.

L'haleine, de même, devient très fétide.

Des douleurs sont survenues, localisées à une moitié du larynx, avec *irradiations vers l'oreille*, gênant la déglutition qui devient douloureuse.

L'adénopathie existe maintenant, moins intense que dans le cancer vestibulaire ; ganglions d'une dureté pierreuse, en avant du sterno-cléido-mastoïdien, à la hauteur du cricoïde.

L'EXAMEN LARYNGOSCOPIQUE montre une *tumeur* en choux-fleur masquant complètement la glotte ou une *grosse infiltration* des parois recouverte d'une ulcération sanieuse. Le cancer a maintenant envahi toute la hauteur du larynx, se propage *au pharynx* et à l'œsophage.

Plus tard encore le larynx est complètement déformé et ressemble à une véritable carapace : le néoplasme et les ganglions forment un *bloc immobile* qui peut se ramollir et se fistuliser par places.

L'État Général est très grave ; si l'on a pratiqué une trachéotomie pour éviter l'asphyxie, le malade meurt de **cachexie cancéreuse**, aggravée par l'inanition et souvent hâtée par une broncho-pneumonie secondaire : la mort par hémorragie est plus rare.

2. — **CANCER VESTIBULAIRE**

Début. — Le diagnostic peut être posé ici d'une façon plus précoce ; les signes fonctionnels sont en effet plus accusés et surviennent de bonne heure.

La **douleur** est vive et s'irradie nettement vers l'oreille ; elle s'accompagne de **disphagie** précoce qui altère rapidement l'état général. La **salivation** est abondante, le malade déglutissant avec peine sa salive.

L'Examen Laryngoscopique montre une **ulcération** siégeant sur un replis aryténo-épiglottique et débordant soit en arrière au niveau de l'aryténoïde, de l'œsophage et du pharynx, soit en avant au niveau de l'épiglotte et de la base de la langue. Cette ulcération, à **fond**

bourgeonnant et saignant, paraît *indurée* et est entourée d'une muqueuse rouge.

L'adénopathie est plus importante que dans la variété précédente et apparaît dès que l'ulcération est constituée.

ÉVOLUTION. — Beaucoup plus rapide aux deux points de vue local et général. Les troubles respiratoires sont peu marqués ; **l'aphonie**, due seulement au défaut de motilité de l'aryténoïde. Mais l'*état général* décline très rapidement, du fait de l'inanition due à la gêne mécanique causée par le néoplasme, aussi bien qu'à la douleur augmentée par les efforts de déglutition et la mort survient par cachexie cancéreuse ou par broncho-pneumonie de déglutition, plus rarement par hémorragie.

FORMES CLINIQUES.

Le **sarcome** du larynx, grosse tumeur pédiculée ou sessile et de pronostic moins grave, est rare.

Il ne faut pas oublier qu'il existe de véritables **formes latentes**, seulement manifestées par une adénopathie cervicale très dure.

PRONOSTIC.

Très grave dans le cancer cavitaire où la laryngectomie précoce peut amener une guérison qui n'est parfois que momentanée ou bien provoquer la mort dans les jours suivants, il est encore *plus sombre dans le cancer vestibulaire* où l'inanition est rapide et l'intervention radicale plus aléatoire.

DIAGNOSTIC.

Il est malheureusement rarement fait au début, à la période favorable pour l'intervention.

Ne jamais faire rapidement le diagnostic de laryngite banale, chez un adulte âgé qui présente un enrouement persistant. **La laryngite chronique hypertrophique** présente des lésions bilatérales et le larynx reste mobile. **Un polype** se différencie d'une tumeur cancéreuse par son implantation franche sur une muqueuse saine. **Les ulcérations tuberculeuses** se reconnaîtront par leur aspect spécial : ulcérations généralement multiples, déchiquetées, superficielles, reposant sur une muqueuse œdématiée dans son ensemble (et non pas d'un seul côté) avec une pâleur caractéristique du larynx, du pharynx et des piliers.

L'examen des poumons et l'analyse des crachats confirmeront le diagnostic.

Reste enfin, la **gomme syphilitique** : avant son ouverture, elle se présente comme un gonflement lisse et rouge, faisant place à une ulcération d'abord reconnaissable à son aspect cratériforme, mais qui s'étend par la suite, devient irrégulière et bourgeonnante et rend le diagnostic très difficile. Aussi, dans les cas de doute, devra-t-on toujours recourir à la *biopsie* et au *traitement d'épreuve*.

BIOPSIE.

Elle doit être large, car l'on pourrait rejeter le diagnostic de néoplasme, si l'examen ne portait que sur l'infiltration réactionnelle qui avoisine la tumeur. En examinant des fragments de la tumeur même, on reconnaîtra des *globes épidermiques* (qui ne suffiront pas pour faire le diagnostic) mais aussi des **bourgeons épithéliaux à structure atypique**, qui sont la caractéristique du cancer.

TRAITEMENT.

Dans les **cancers cavitaires**, le traitement chirurgical doit être pratiqué. S'il s'agit de lésions au début, la laryngostomie et **l'ablation de la corde intéressée** paraît être le meilleur traitement ; mais il faut savoir que *l'infiltration dépasse toujours* les approximations données par le miroir. Aussi, le plus souvent recourrera-t-on à la **laryngectomie totale**, suivant la technique de Périer (dissection du larynx de bas en haut) ou suivant celle de Gluck qui s'opère en sens inverse. Les contre-indications sont l'infiltration des tissus péri-laryngés, l'envahissement du pharynx, de l'œsophage et de la base de la langue. Mais il faut toujours craindre les récidives, aussi le radium sera souvent associé à l'intervention. Le traitement radiothérapique sera indiqué dans les cancers marginaux où l'infiltration est souvent trop diffuse pour permettre une exérèse. La trachéotomie simple restera un traitement palliatif.

Adressez toutes les communications concernant

la *science* médicale pratique

à M. Jacques Perrin, 14, rue Rougemont, Paris

Soc. Réo. Imp. & Pub. (Corbeil Étampes)